BEI GRIN MACHT SICH IHR WISSEN BEZAHLT

- Wir veröffentlichen Ihre Hausarbeit,
  Bachelor- und Masterarbeit

- Ihr eigenes eBook und Buch -
  weltweit in allen wichtigen Shops

- Verdienen Sie an jedem Verkauf

Jetzt bei www.GRIN.com hochladen und kostenlos publizieren

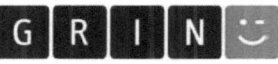

Der Schutz vor Covid-19 als Gegensatz zur würdevollen Sterbebegleitung?

Sandra Waldermann-Scherhak

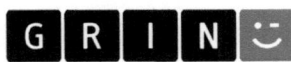

Bibliografische Information der Deutschen Nationalbibliothek:

Die Deutsche Nationalbibliothek verzeichnet diese Publikation in der Deutschen Nationalbibliografie; detaillierte bibliografische Daten sind im Internet über http://dnb.d-nb.de abrufbar.

ISBN: 9783346605498
Dieses Buch ist auch als E-Book erhältlich.

© GRIN Publishing GmbH
Nymphenburger Straße 86
80636 München

Druck und Bindung: Books on Demand GmbH, Norderstedt Germany
Gedruckt auf säurefreiem Papier aus verantwortungsvollen Quellen

Das vorliegende Werk wurde sorgfältig erarbeitet. Dennoch übernehmen Autoren und Verlag für die Richtigkeit von Angaben, Hinweisen, Links und Ratschlägen sowie eventuelle Druckfehler keine Haftung.

Das Buch bei GRIN: https://www.grin.com/document/1177380

FOM Hochschule für Oekonomie & Management Düsseldorf
Hochschulzentrum Düsseldorf

Berufsbegleitender Studiengang
Gesundheitspsychologie & Medizinpädagogik (B. A.)

4. Semester

Scientific Essay im Modul Ethik im Gesundheits- und Sozialwesen

„Schutz vor Covid-19 kontra würdevolle Sterbebegleitung"
– ein ethisches Dilemma in Zeiten der Corona-Pandemie

Autorin: Sandra Waldermann-Scherhak
Abgabedatum: 2021-02-24

Inhaltsverzeichnis

Anmerkung der Redaktion: Teile des Anhangs wurden aus urheberrechtlichen Gründen entfernt.

Abkürzungsverzeichnis

bspw.	beispielsweise
bzw.	beziehungsweise
DGP	Deutsche Gesellschaft für Palliativmedizin
etc.	et cetera
ggf.	gegebenenfalls
PDL	Pflegedienstleitung
PK	Pflegekraft / Pflegekräfte
SE	Scientific Essay
z.B.	zum Beispiel

1   Einleitung

Im März 2020 hat die WHO die Ausbreitung eines neuartigen Coronavirus ‚SARS-CoV-2' zu einer Pandemie erklärt. Die Gefahr am lebensgefährlichen Virus zu erkranken oder zu versterben, Angehörige zu verlieren, beeinflusst unser gegenwärtiges Leben. In einer Rede des Oberbürgermeisters Palmer aus Tübingen, hieß es: *"Menschen über 65 Jahre aus dem Alltag herausnehmen"*. Sein Amtskollege Geisel aus Düsseldorf, appellierte: „*Die Risikogruppe der Älteren isolieren"*. Bundeskanzlerin Angela Merkel gab zu verstehen, dass *"nur Abstand Ausdruck von Fürsorge"* sei. ‚Herausnehmen und Isolieren' verdeutlicht was in den Pflegeheimen seit der Coronazeit geschieht. Mit der Pandemie begann ein flächendeckendes Besuchsverbot in Pflegeheimen. Über Monate durften Angehörige ihre pflegebedürftigen oder sterbenden Familienmitglieder nicht oder nur sehr eingeschränkt besuchen. Dies hat Spuren bei allen Betroffenen hinterlassen. Sterbende erlitten einen einsamen Tod, hilflose Angehörige sind traumatisiert. „Die Maßnahmen gegen die Covid-19-Pandemie sind einschneidend. Begründet und gerechtfertigt werden sie mit einem ethischen Argument: dem Schutz des menschlichen Lebens. ... Doch fehlen Betrachtungen des Diskurses aus der Metaperspektive." (Schulze-Heuling, 2020)

1.1   Problemstellung

Angehörige berichten vom ‚verzweifelten Flehen' pflegebedürftiger Familienmitglieder, die den unbändigen Wunsch äußern das Pflegeheim zu verlassen, weil sie die Situation nicht aushalten. Einige äußern suizidale Absichten. Das Vorschriften und Regeln existieren, um das Leben alter Menschen – besonders hilfebedürftiger – retten und schützen zu wollen, steht kontrovers der Tatsache gegenüber, dass niemand diese Menschen gefragt hat, ob sie ihre letzte Lebenszeit so verbringen wollen. „Das Sterben ist ein individuelles Geschehen, das grundsätzlich der Selbstbestimmung des Einzelnen nicht entzogen werden kann. Zugleich aber sind vielfältige ethische Verbindlichkeiten, rechtliche Auflagen und religiöse Erwartungen berührt, die eine eingehende Erörterung und eine viele Aspekte berücksichtigende Bewertung erfordern" (Nationaler Ethikrat, 2006). PK sind am

Limit ihrer Kräfte, weil sie unter Pflegenotstand und den Auswirkungen des menschen-unwürdigen Sterbens leiden, der sich seit der Pandemie verschärft hat. Verantwortungs-bewusstsein, Fürsorgepflicht für Bewohner und deren psychischen Belastungen – quält sie wie die eigene Angst vor einer Infektion oder Burnout. Die Herausforderung dieser anhaltenden Überforderungssituation ist, dass PK in der Sterbebegleitung „ethisch richtig handeln", um die Menschenwürde zu wahren und die eigene Gesundheit zu erhalten.

1.2 Zielsetzung und Gang der Arbeit

Das SE strebt das Ziel an, die Dilemma-Situation „würdevolles Sterben in der Corona-zeit" näherzubringen. Um die im ersten Kapitel vorgestellte Problemsituation tieferge-hend zu erläutern, ist das SE in vier Kapitel aufgeteilt. Im zweiten Kapitel werden die theoretischen Grundlagen und die Dilemma-Situation erläutert. Aufbauend darauf wird in Kapitel drei die Dilemma-Situation aus utilitaristischer, deontologischer und tugend-ethischer Sichtweise analysiert. Das vierte Kapitel schließt mit dem Fazit, in dem unter Berücksichtigung der ethischen Hintergründe zusammenfassend Stellung bezogen wird.

Anmerkung: Zwecks Wortebegrenzung sind selbsterstellte Tabellen mit „Interessen, Nor-men, Werten" die zur Ausarbeitung des Themas im Vorfeld angefertigt wurden im An-hang beigefügt, sowie Pressemitteilung, die auf das Thema aufmerksam machen.

2 Theoretische Grundlagen

2.1 „Definition würdevolle Sterbebegleitung"

Würdevolles Sterben definiert sich in erster Linie durch medizinische Ethik und Selbstbestimmung des Betroffenen. „Jeder Mensch hat ein Recht auf ein Sterben unter würdigen Bedingungen. Er muss darauf vertrauen können, dass er in seiner letzten Lebensphase mit seinen Vorstellungen, Wünschen und Werten respektiert wird und dass Entscheidungen unter Achtung seines Willens getroffen werden. Familiäre und professionelle Hilfe sowie die ehrenamtliche Tätigkeit unterstützen dieses Anliegen" (DGP et al., 2010).

2.2 „Sterbebegleitung im Pflegeheim"

Mehrere Studien (Becker & Meifort 1998, S. 260) und auch der Vierte Bericht über die Lage der älteren Generation (Deutscher Bundestag, 2002) weisen auf Missstände in Alten- und Pflegeheimen hin, wie zu wenig oder mangelhaft qualifiziertes Personal, schlechte Arbeitsbedingungen, unzureichende Kommunikation und psychosoziale Betreuung, fehlende Zeit und zu geringe Intensität der Pflege einzelner Patienten. Im Sterbeprozess braucht ein Sterbender besonders intensive Zuwendung. Wenn eines der Grundbedürfnisse Sterbender die ‚uneingeschränkte Nähe' zu Angehörigen ist, stellt sich die Frage wie Zutrittsverbote zur Einhaltung der Hygiene-Maßnahmen, ethisch zu bewerten sind.

„In der Ethik am Lebensende kommt es darauf an, die Achtung vor der Autonomie des Patienten und den fürsorglichen Umgang mit dem Patienten in seiner Vulnerabilität im Zeichen einer Diversität koexistieren zu lassen" (Schnell, 2013). In diese Dilemma-Situation sind Sterbende, Angehörige und auch Pflegekräfte unfreiwillig eingebunden, die gezwungen sind nach den Anweisungen zu handeln. Als direkte Handlungswirkende sind sie unmittelbar am Menschen und als Ansprechpartner konfrontiert mit den Emotionen der Angehörigen. „Gefühle der Überforderung der Angehörigen führen zu ‚Schuldzuweisungen an die Behandelnden' (Noack et al., 2007, Seite 68).

2.3   Dilemma-Situation „Fallbeispiel"

„Ein alter schwerkranker Mensch liegt im Sterben. Sein Wunsch ist, dass seine Angehörigen bei ihm sind. Corona-bedingt sind Besuchsrechte eingeschränkt: täglich eine Person für eine Stunde, lautet die Vorschrift des Pflegeheimes. Da ihm alle Angehörigen wichtig sind, fragt er die PK, ob sie eine Ausnahme beim Besuchsrecht machen kann, da er sich nicht in der Lage fühlt eine Person zu bestimmen, um die anderen Angehörigen nicht zu verletzen. Auch im Sterbeprozess möchte er mehr als eine Person an seiner Seite haben. Die PK möchte dem Sterbenden seinen letzten Wunsch erfüllen, weil sie um die Wichtigkeit der Nähe bei der Sterbebegleitung weiß. Dennoch wurde dem Pflegeteam seitens der PDL mitgeteilt, dass Verstöße gegen die Corona-Maßnahmen sanktioniert werden müssen und ggf. eine fristlose Kündigung nach sich ziehen."

Welche Personen sind beteiligt:
PK, Sterbender, Angehörige, andere Bewohner, Kollegen, PDL

Handlungsoption A: „Besuchsrecht"
Die PK gewährt allen Angehörigen uneingeschränkten Zutritt (zum Wohl des Sterbenden: sein Bedürfnis nach Nähe stillen im Sinne einer würdevollen Sterbebegleitung.)

Handlungsoption B: „Besuchsverbot"
Die PK muss allen Angehörigen den uneingeschränkten Zutritt verbieten (zum Wohl aller: Infektionsschutz Bewohner/Kollegen, sowie Selbstschutz vor Konsequenzen/Kündigung).

Bei ethischen Dilemmata kollidieren Handlungsoptionen. Es geht um Situationen, in denen wir verpflichtet sind, A und B zu tun, aber nicht beides gleichzeitig tun können. Hier: „Besuchsverbot=Infektionsschutz" versus „Besuchsrecht=würdevolle Sterbebegleitung". Der Konflikt spielt sich ‚intrapersonal' in der PK ab. (*IöThE*, 2020)

3 Ethische Analyse

3.1 Utilitaristische Ethik („Wohlfahrt für alle")

Utilitaristische Ethik (lat.: ‚*utilis*' = nützlich) verfolgt das Neigungsprinzip, bei dem das Sittliche dem Nützlichen gleichgesetzt wird. Als Grundthese verfolgt der Utilitarismus, dass die Folgen einer Handlung „größtmögliches Glück" für eine „größtmögliche Menge" bewirken soll. Utilitarismus konzentriert sich auf Handlungsfolgen bzw. Konsequenzen jeder Handlung. (Schmid-Noerr 2018a, S. 76-77) Menschliches Wohlergehen *(Fürsorge)* und Minimierung von Leid *(Nicht-Schaden)* bilden die Grundlage. Entwickelt wurde er von Jeremy Bentham und John Stuart Mill.

Handlungsutilitarismus bedeutet, wenn bei jeder einzelnen Handlung die Folgen abgewogen werden und somit eine ethische Entscheidung getroffen wird. (Noll, 2013, S. 66). Wenn die PK die Angehörigen unbeschränkt zum Sterbenden ließe, würde das den größten Nutzen („Glück") der Familie bedeuten. Auch sie selbst wäre zufrieden, wenn sie etwas Gutes tut und der Fürsorge nachkommt, dem Sterbenden seinen „letzten Wunsch" zu erfüllen. Die meisten Betroffenen haben jedoch einen negativen Nutzen, wenn die PK wegen Verstoß gegen die Corona-Besuchsbeschränkung, bspw. ihre Arbeitsstelle aufgrund einer Kündigung, verliert. Nicht nur die Bewohner, auch Kollegen sind betroffen, wenn sie eine PK verlieren und mehr arbeiten müssen. Es herrscht genereller Pflegenotstand. Des Weiteren gilt, dass „alle Betroffenen" einen ‚negativen Nutzen' haben, wenn sie sich mit dem Coronavirus infizieren, somit erfahren alle mehr Leid als Freude. ‚Handlungsutilitaristisch' steht das ‚Wohl aller Beteiligten' im Vordergrund. Das ‚Glück' des Sterbenden und seiner Familie (kleiner Personenkreis) ist dem ‚Leid aller Betroffenen' mit Bewohnern und Kollegen (größerer Personenkreis) nachrangig.

Der Regelutilitarismus wendet die ‚Nutzen-Schaden-Abwägung' in Bezug auf die gesamte Gesellschaft an. Ziel ist ‚größtes allgemeines Glück' unter Berücksichtigung von Handlungsregeln und Moralvorschriften zu erreichen. Demnach wird die ‚nützlichste Regel', nicht die nützlichste Handlung betrachtet. Aus dieser Sicht gilt: die Kündigung, als

‚moralische Regel‘, ist für die ‚Wohlfahrt aller Betroffener‘ nützlicher als das Glück der Familie. Die Regel wird zur Konsequenz: „Wer die Vorschrift missachtet erhält die Kündigung.“

Der Präferenzutilitarismus hingegen bezieht sich auf die ‚Wünsche und Ziele‘ der Betroffenen, welche hier fokussiert werden. (Rauprich, 2008, S. 141) Aus dieser Sicht gilt vordergründig die Risikovermeidung und der Infektionsschutz, um das Leben der meisten Betroffenen zu schützen. Der Wunsch des Sterbenden ist dem Nutzen der Gefahrenabwendung nachrangig. Eine verantwortungsloshandelnde PK stellt ein zu großes Risiko für das Pflegeheim dar, welches nicht tragbar ist. Eine Kündigung ist gerechtfertigt, um ‚größtmöglichen Schaden für die größtmögliche Personengruppe‘ abzuwenden.
Logischer Schluss:
Handlungsoption A: „Besuchsrecht“ ist utilitaristisch nicht gerechtfertigt.
Handlungsoption B: „Besuchsverbot“ ist utilitaristisch gerechtfertigt.

3.2   Deontologische Ethik („Der freie Wille“)

Die *deontologische* (griech.: ‚*deon*‘ = Pflicht, notwendig) *Ethik* beschäftigt sich mit der Frage: "*Was soll ich tun?*". Mit dem Begriff der Pflicht liegt der Fokus auf einer regulierenden Norm, die einer Handlung als Prinzip zu Grunde liegt. Eine Handlung ist moralisch richtig, wenn sie ohne Widerspruch für alle universal gültig ist und die menschliche Würde achtet. Vor allem Wünsche und eigene Vorlieben werden zurückgestellt und das Wohl aller in den Vordergrund gebracht. (Marckmann 2015, S. 6-7) Zusätzlich soll eine Handlung so ausgeführt werden, wie sie als allgemeines Gesetz beschrieben werden könnte (Schmid-Noerr 2018b, S. 78). Der bekannteste Vertreter der Deontologie ist ‚Immanuel Kant‘. Bei der Deontologie wird das Grundrecht zur Selbstbestimmung (‚Autonomie‘) zugrunde gelegt.

„Kein Sterben in Würde ohne Autonomie“ (Noack et al. 2007, S. 72) bildet als ethische Handlungs-Maxime den Mittelpunkt, des pflegerischen Handelns. Für Menschen mit einer lebenszeitbegrenzenden Erkrankung, stehen Selbstbestimmung und Lebensqualität im Vordergrund, da keine Aussicht auf Heilung besteht. Die PK muss Respekt vor der persönlichen Freiheit des Sterbenden und seiner personalen Würde haben. Sie muss seinen Bedürfnissen nachkommen, um ihm den Sterbeprozess zu erleichtern. Der Autonomieaspekt des Sterbenden, der Wunsch die Angehörigen zu sehen, steht im Fokus und genießt Vorrang. „Eine wichtige Bedingung der guten Betreuung Sterbender ist das Einbeziehen Angehöriger." (Kahlke & Reiter-Theil 1995, S.92). Die PK kann pflegerisch-palliativmedizinisch Sorge tragen, dass der Sterbende keine körperlichen Schmerzen erleidet, seelisches Leid, welches durch Einsamkeitsgefühle entsteht, vermag sie nicht zu lindern. Das Gefühl von Verbundenheit und Liebe, so wie die Familie es gibt, kann sie nicht ersetzen. Auch kann sie ihn nicht rund um die Uhr begleiten, so wie die Familie könnte. Das Vorenthalten der Nähe kann als massiver Eingriff in seine Selbstbestimmung verstanden werden, obgleich sie an die Vorgaben des Pflegeheims gebunden und gezwungen ist nach diesen zu handeln. „Im Mittelpunkt sollte der sterbende Mensch und seine Angehörigen stehen. (Kahlke & Reiter-Theil 1995, S. 92).

Da Handeln in der Deontologie als ‚Pflichterfüllung' angesehen wird, müssen in der beschriebenen Dilemma-Situation die ‚Wünsche des Sterbenden' in den Vordergrund gestellt werden. Als Pflicht wird hier die Entscheidung für würdevolle Sterbebegleitung angesehen. Der Leitlinie ‚Charta zur Betreuung schwerstkranker und sterbender Menschen' bietet Orientierung, zur Verbesserung der Lebensqualität von Sterbenden und Unterstützung ihrer Angehörigen und Nahestehenden. Diese besagt, dass die Versorgung der Menschen in ihrer letzten Lebensphase einerseits individuelle, andererseits gesellschaftliche, sowie gesundheitspolitische Interessen berührt, obgleich diese unabhängig von finanziellen Voraussetzungen sind. „*Sterbebegleitung darf nicht durch ökonomische Interessen bestimmt werden*" (DGP et al., 2020). Menschen dürfen zu keinem Zweck instrumentalisiert werden. Den Bedürfnissen des Sterbenden ist nachzukommen, weil es – *widerspruchslos* – die ‚menschliche Würde' betrifft und die ‚Pflicht' besteht würdevolles Sterben zu ermöglichen ‚universal gültig' ist.

Logischer Schluss:

Handlungsoption A: „Besuchsrecht" ist deontologisch gerechtfertigt.

Handlungsoption B: „Besuchsverbot" ist deontologisch nicht gerechtfertigt.

3.3 Tugend-Ethik („Gerechtigkeit")

Die *Tugend-Ethik*, fragt danach, über welche "Eigenschaften, Haltungen und Fähigkeiten" eine Person verfügen sollte, um gut zu handeln. Die Grundfrage lautet: *„Wie kann ein Mensch gut handeln?"* (Reuter 2015, S. 204–211). Nicht die Pflichtmäßigkeit oder Wirkung einer Handlung steht im Fokus, sondern die Person und ihre Eigenschaften. (Reuter 2015, S. 204–211) Um ethisch richtig zu handeln, soll ein Mensch tugendhaftes Verhalten ausführen. Dieses Verhalten kann durch Vernunft und Wiederholungen erlernt werden. (Frey & Schmalzried 2013, S.140) Gleichbehandlung (‚Gerechtigkeit') ist hier zugrunde gelegt. Erste Entwürfe sind die Tugendlehren von ‚Aristoteles' und ‚Platon'.

Gerechte Gleichbehandlung bedeutet, dass der Sterbende die gleiche Verteilung von Ressourcen (Gütern/Zuwendung/Zeitaufwand) erhält. Voraussetzung ist, dass die PK über ‚Tugenden' verfügt um den Sterbenden mit fachlicher und emotionaler Kompetenz (Verständnis, Akzeptanz, Empathie, Wertschätzung) zu begleiten. Die Praxis zeigt, dass Sterbende in der letzten Phase kaum mehr Pflege benötigen. Sie brauchen nicht gebettet, gewaschen, angezogen oder mit Nahrung versorgt werden. In der präfinalen Phase wird in Abständen nach Sterbenden geschaut, Lippen befeuchtet, Puls gemessen, ggf. schmerzlindernde Medikamente verabreicht und nach Atemveränderungen geschaut, um den voranschreitenden Sterbeprozesses einzuschätzen. Tugendethisch muss die PK über „Verteilungsgerechtigkeit" verfügen. Besonders, wenn Angehörige nicht unbeschränkt (24/7 bzw. Übernachtungsmöglichkeit) zugegen sein dürfen, muss gewährleistet sein, dass die PK ausreichend Zeit für den Sterbenden hat. ‚Fairness' im Sinne der Gerechtigkeit, bedarf einer Einschätzung der ‚Bedürftigkeit aller Bewohner'. Tugendethisch wäre gerecht, zuerst den Sterbenden zu versorgen, wenn ihm durch den nahestehenden Tod „größere Bedürftigkeit" zugesprochen wird. Die PK müsste dem Bedürfnis nach Zuwendung (bspw. ihn nicht alleine lassen) in Zeiten des „Besuchsverbots", nachkommen. Pflegerische Tätigkeiten anderer Bewohner müssten aufgeschoben oder delegiert werden. Durch Pflegenotstände ist dies kaum bis nicht umsetzbar, jedoch besitzt jeder Mensch das gleiche Recht auf würdevolle Sterbebegleitung.

Logischer Schluss:

Handlungsoption A: „Besuchsrecht" ist tugendethisch gerechtfertigt.

Handlungsoption B: „Besuchsverbot" ist tugendethisch nicht gerechtfertigt.

4   Fazit

In Anbetracht aller ethischen Prinzipien wird deutlich, dass die Handlungsoption 2 „Besuchsverbot" aus Sicht des *Utilitarismus gerechtfertigt* und aus Sicht der *Deontologie und der Tugendethik nicht gerechtfertigt* ist. Die Gewichtung steht 2:1 für die Handlungsoption 1, das „Besuchsrecht". Kritisch betrachtet wird, das unabhängig wie ‚moralisch' die PK sich verhalten will, sie stets dem Zwang unterlegt, nach ethischen Richtlinien des Pflegeheimes zu handeln. Demnach kann ggf. ein intrapersonaler Wertekonflikt entstehen. Abschließend kann gesagt werden, dass ethische Prinzipien im Allgemeinen, nicht aber in jedem Einzelfall gültig sind. Es gilt jeden Fall ethisch einzeln zu betrachten, - welchen Interessen, Normen und Werten – bei Dilemmata das größte Gewicht zugesprochen wird.

Uns mit den Missständen der ethisch würdevollen Sterbebegleitung in Pflegeheimen zu befassen, dazu könnte Corona als Neuanfang dienen. ‚Sterben während der Pandemiezeit' muss menschenwürdig sein. Covid-19-Infektionsschutz und würdevolle ‚familiengestützte' Sterbebegleitung müssen einander bedingen. Sterbenden muss Sozialkontakt zu Angehörigen auch in Pandemiezeiten ermöglicht werden. „Allein zu sterben trotz sozialer Distanzierung sollte überhaupt nicht Teil des Sterbens sein" (Vatikan News, 2020). Neue Handlungsperspektiven müssen künftig geschaffen werden.

Anhang

Anmerkung der Redaktion: Teile des Anhangs wurden aus urheberrechtlichen Gründen entfernt.

Anhang 1 „Aufstellung der Werte, Normen und Interessen"

Situation/Betroffene	Er/sie will [nicht]... (Interesse)	Man soll [nicht]... (Norm)	zugrundeliegender Wert
PK	...will die Selbstbestimmung d. Sterbenden erhalten	„Man soll den Patientenwillen respektieren/achten"	Autonomie
PK	...will dem Sterbenden kein Leid zufügen	„Man soll niemand verletzen"	Nicht-Schadens
PK	...will die Lebenszeit/Lebensqualität erhalten	„Man soll sich vor Corona schützen"	Fürsorge/Wohltuns
PK	...will alle gleich behandeln	„Man soll keinen benachteiligen/bevorzugen"	Gerechtigkeit

„Aufstellung der Werte, Normen und Interessen aller Betroffenen"

Situation/Betroffene	Er/sie will [nicht]... (Interesse)	Man soll [nicht]... (Norm)	zugrundeliegender Wert
Sterbende	...Will nicht alleine sein/sterben	Man soll Bedürfnisse Sterbender stillen	Nähe/Geborgenheit
Angehörige	...Wollen den Sterbenden beim Sterben nicht alleine lassen	Man soll für seine Liebsten (Familie) da sein	Liebe/Verbundenheit, Zugehörigkeit Hilfsbereitschaft
Kollegen	Wollen gesund bleiben... kein Burnout erleiden/nicht ausfallen	Man soll Kollegen nicht hängen lassen...	Gesundheit Leistungsfähigkeit
Bewohner	...Wollen angemessen gepflegt werden	Man soll sich genug Zeit nehmen	Fürsorge

Tabelle: Eigene Ausarbeitung zur Vorbereitung der ethischen Analyse

Anhang 2 „Ausarbeitung der Handlungsoptionen A und B"

Handlung A: **Besuchsrecht**

„Allen Angehörigen wird uneingeschränkter Zutritt gewährt"

o Welche Folgen sind zu erwarten?

Pflegende: Handeln gegen die Rechtsvorschrift

(= Missachtung der Corona-Zugangs- und Besuchsbeschränkung)

Sterbende: Können die Nähe/Unterstützung der Angehörigen erfahren

Angehörige: Können Verbundenheit und Nähe zum Wohl des Sterbenden und dem

eigenen Wohl ausleben

o Mit welcher Beeinträchtigung kann gerechnet werden?

Für Sterbende: Chance des Abschiednehmers, sie erfahren Nähe/Geborgenheit

durch begleitende Angehörige und dadurch ggf. leichteren/angenehmeren Tod

o Welche psychosozialen Folgen können durch die Entscheidung entstehen?

Für Pflegende: Anschuldigung durch Angehörige, (eigene) Schuldgefühle, Aus-

grenzung/Mobbing (Vorgesetzte/Kollegen), Verurteilung d. eigene Angehörige

o Inwiefern kann das ‚Besuchsrecht' schaden?

Der Pflegende *verletzt seine Fürsorgepflicht*, da der Sterbende, aber auch das Per-

sonal und andere Bewohner des Altenheimes sich mit dem Coronavirus durch die

Angehörigen/Besucher infizieren können (*Risikogefährdung für alle Beteiligten*)

o Ergeben sich besondere Probleme für den Pflegenden?

Mögliche berufliche Konsequenzen: Abmahnung, Kündigung/Arbeitsplatzverlust;

Strafe/Geldstrafe

Eigene Ausarbeitung der Handlungsoptionen zur Vorbereitung der ethischen Analyse

Handlung B: **Besuchsverbot** (für alle)

„Nur einem Angehörigen wird der Zutritt täglich für eine Stunde gewähren"

o Welche Folgen sind zu erwarten?

Pflegende: Handeln nach Rechtsvorschrift

(= Einhaltung der Corona-Zugangs- und Besuchsbeschränkung)

bedeutet: die „Fürsorgepflicht wird gewahrt"

Sterbende: Müssen ohne Nähe/Unterstützung durch Angehörige sterben, bedeu-
tet: „Autonomie-Recht und Patientenwille des Sterbenden wird verletzt"

Angehörige: Können dem Sterbenden keine Verbundenheit und Nähe geben, sich
nicht angemessen verabschieden, werden unter den psychischen Folgen leiden,
können möglicherweise Pflegende/Altenheim zur Rechenschaft ziehen

o Mit welcher Beeinträchtigung (Prognose) kann gerechnet werden?

Für Sterbende: keine Chance des Abschiednehmens, erleben einsamen, stillen und
dadurch schwereren/qualvollen Tod

o Welche psychosozialen Folgen können durch die Entscheidung entstehen?

Für Pflegende: Anschuldigung durch Angehörige, (eigene) Schuldgefühle, Aus-
grenzung/Mobbing (Vorgesetzte/Kollegen), Verurteilung d. eigene Angehörige

o Inwiefern kann die Beschränkung des ‚Besuchverbots' schaden?

Der Pflegende *wahrt seine Fürsorgepflicht*, da der Sterbende, aber auch das Personal und andere Bewohner des Altenheimes sich mit dem Coronavirus durch die
Angehörigen/Besucher infizieren können (*Risikoabwendung für alle Beteiligten*)

o Ergeben sich besondere Probleme für den Pflegenden?

Mögliche Konsequenzen: Übergehen des Willen des Sterbenden,
Konfrontation mit den Emotionen der Angehörigen, ggf. Anzeige durch Angehö-
rige, Androhung weiterer Konsequenzen wie z.B. Bekanntmachung in der Presse
etc.

Eigene Ausarbeitung der Handlungsoptionen zur Vorbereitung der ethischen Analyse

Anhang 3 „Sammlung: Pressemitteilungen (2020-2021)"

Quelle: https://www.tagesschau.de/inland/sterbebegleitung-interview-101.html

Quelle:
https://www.br.de/nachrichten/wirtschaft/pflegeheime-am-limit-angehoerige-in-sorge,SNP4KSp?UTM_Name=Web-Share&UTM_Source=E-Mail&UTM_Me-dium=Link

Quelle:
https://www.rnd.de/gesundheit/corona-ist-mir-egal-warum-helga-witt-kronshage-86-lie-ber-sterben-will-als-eingesperrt-zu-sein-3MEBDICBEFA6BDULC4N5WGZJG4.html

Quelle:
https://www.mdr.de/nachrichten/panorama/corona-sterben-einsamkeit-palliativmedizin-100.html

Quelle:
https://www.mdr.de/nachrichten/panorama/corona-sterben-einsamkeit-palliativmedizin-100.html

Quelle: https://www.tagesschau.de/inland/sterbebegleitung-interview-101.html

„Corona - Die eingesperrten Alten"

Film (60 Min.)
Verfügbar vom 08/01/2021 bis 01/08/2021
Nächste Ausstrahlung am Mittwoch, 3. März 2021 um 02:05 Uhr

Im März 2020 infizieren sich im Pariser Seniorenheim Furtado-Heine zahlreiche Heim-bewohner mit Corona. Von den 120 Bewohnern sind bereits acht verstorben. Der Doku-mentarfilm schaut den Pflegekräften in ihrem Alltag über die Schulter und begleitet sie in ihrem Kampf gegen die Epidemie, den sie mit viel Entschlossenheit, Teamgeist und Hingabe führen.

Quelle:
https://www.arte.tv/de/videos/098813-000-A/corona-die-eingesperrten-alten/?fbclid=I-wAR0VnGiYTdeP2eYQVyFwks4TENZLHtiWyM7g7eJkJfuPTIRBU6szVtM-zEqU&_branch_match_id=890384836536102186

Literaturverzeichnis

Becker, W., Meifort, B., (Altenpflege, 1998): Altenpflege – Abschied vom Lebensberuf, Bielefeld: Bertelsmann Verlag, 1998

Frey, D., Schmalzried, L., (2013): Darstellung der Tugendethik Aristoteles - In *Philosophie der Führung*, von Frey, D., Schmalzried L., Berlin/Heidelberg: Springer-Verlag, 2013

Kahlke, W., Reiter-Theil, S., (1995) Geschichte, Theorie und Ethik der Medizin, Stuttgart: Ferdinand Enke Verlag, 1995

Marckmann, G., (2015): Deontologische Ethik – In: *Praxisbuch Ethik in der Medizin*, Marckmann, G., Berlin: Medizinisch Wissenschaftliche Verlagsgesellschaft, 2015

Noack, T., Fangerau, H., Vögele, J., (2007) Geschichte, Theorie und Ethik der Medizin, München: Elsevier GmbH/Urban & Fischer Verlag, 2007

Noll, B., (2013): Teleologische Ansätze und der Utilitarismus – In: *Wirtschafts- und Unternehmensethik in der Marktwirtschaft*, Noll B., Stuttgart: Kohlhammer Verlag, 2013

Rauprich, O., (2008): Was ist Utilitarismus? – *Utilitarismus oder Kommunitarismus als Grundlage einer Public-Health-Ethik?*, Bundesgesundheitsbl. 51, S. 137–150, 07.02.2008

Reuter, H. R., (2015): Tugend In: Anselm, R., Körtner, U. H. J. (Hrsg.): Evangelische Ethik kompakt. Basiswissen in Grundbegriffen, Gütersloh 2015

Schmid-Noerr, G., (2018a): Folgenethik: Utilitarismus - In *Ethik in der Sozialen Arbeit*, von Gunzelin Schmid Noerr, Stuttgart: Kohlhammer Verlag, 2018

Schmid-Noerr, G., (2018b): Gesinnungsethik: Deontologische Ethik - In *Ethik in der Sozialen Arbeit*, von Gunzelin Schmid Noerr, Stuttgart: W. Kohlhammer GmbH, 2018

Internetquellen

Deutscher Bundestag, (Versorgung, 2002): Vierter Bericht zur Lage der älteren Generation in der Bundesrepublik Deutschland: Risiken, Lebensqualität und Versorgung Hochaltriger unter besonderer Berücksichtigung demenzieller Erkrankungen und Stellungnahme d. Bundesregierung, Drucksache14/8822/18.04.2002, Berlin, 2002 https://www.bmfsfj.de/blob/94658/4a99f36664eba951dd911974f883b956/prm-21786-4--altenbericht-teil-i-data.pdf [Zugriff am 05.01.2021]

Deutsche Gesellschaft für Palliativmedizin e. V., Deutscher Hospiz- und Palliativ Verband e. V., Bundesärztekammer (Hrsg.): *Charta zur Betreuung schwerstkranker und sterbender Menschen in Deutschland,* Berlin: 2. Aufl., Okt. 2010 https://docplayer.org/84558-Charta-zur-betreuung-schwerstkranker-und-sterbender-menschen-in-deutschland.html [Zugriff am 05.01.2021]

IöThE, (2020): Institut für öffentliche Theologie und Ethik der Diakonie, Argumentarium – Living Paper Corona, https://diakonie.at/sites/default/files/diakonie_oesterreich/ethik/argumentarium_corona-200525.pdf (Mai 2020) [Zugriff: 08.02.2021]

Nationaler Ethikrat, (Ethikrat, 2006): Selbstbestimmung und Fürsorge am Lebensende – eine Stellungsnahme, https://www.ethikrat.org/fileadmin/Publikationen/Stellungnahmen/Archiv/Stellungnahme_Selbstbestimmung_und_Fuersorge_am_Lebensende.pdf Berlin: Druckhaus Berlin-Mitte, 2006 [Zugriff: 08.02.2021]

Schnell, M.W. et al. (2013): Der Patient am Lebensende - Palliative Care und Forschung, DOI 10.1007/978-3-531-19660-2_2, Wiesbaden: Springer Fachmedien, 2013

Schulze-Heuling, D., (2020): Ethik und Corona – Normative Grenzen politischer Maßnahmen zur Eindämmung der Covid-19-Pandemie Z Politikwiss (2020) https://doi.org/10.1007/s41358-020-00240-5 [Zugriff: 01.02.2021]

Vatican News, (2020): Corona - Ethikerin fordert Spielraum für Pflegeheime, 07.08.2020 https://www.vaticannews.va/de/kirche/news/2020-08/corona-virus-oesterreich-ethik-kummer-senioren-pflege-alte--isol.html [Zugriff: 01.02.2021]

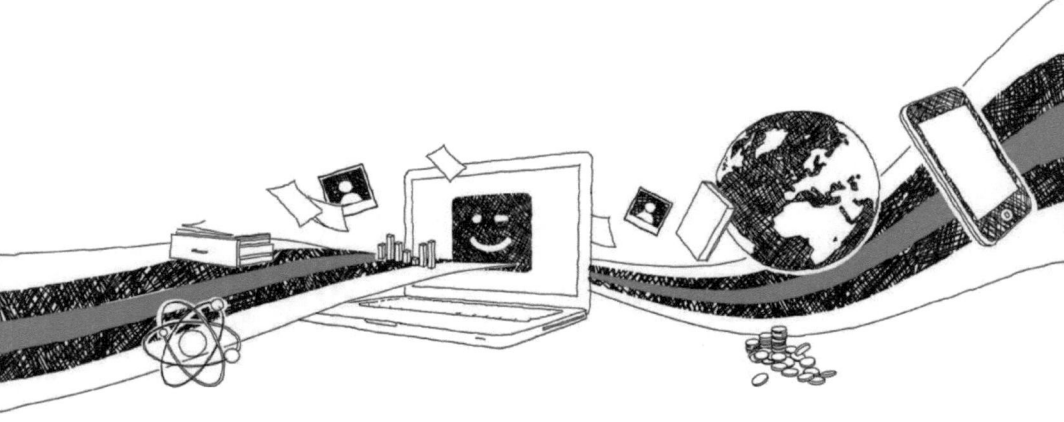
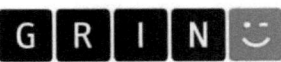